Seniorenbeschäftigung Rätsel

Umschreibung Kleidung

Wie heißt das gesuchte Wort?

Casilda Berlin

Weitere Bücher für Senioren von Casilda Berlin:

Umschreibung Tiere – Wie heißt das gesuchte Tier? Band 1
Seniorenbeschäftigung Rätsel
ISBN-13: 978-1978395756

Umschreibung Gegenstände – Wie heißt der gesuchte Gegenstand?
Seniorenbeschäftigung Rätsel
ISBN-13: 978-1978430990

Umschreibung Blumen und Garten – Wie heißt die Blume oder der Gegenstand?
Seniorenbeschäftigung Rätsel
ISBN-13: 978-1977997524

Umschreibung Alte Schätzchen – Wie heißt das gesuchte Wort?
Seniorenbeschäftigung Rätsel
ISBN-13: 978-1979365628

50 Bilder, die leicht gelingen – ein Ausmalbuch für Senioren (Anfänger)
ISBN-13: 978-1530264391

50 Bilder, die leicht gelingen, Band 2 – ein Ausmalbuch für Senioren (Anfänger)
ISBN-13: 978-1978166431

Blumen, die leicht gelingen – Ausmalbuch für Senioren
ISBN-13: 978-1541086999

MANDALAS die leicht gelingen - Malbuch für Senioren (Anfänger)
ISBN-13: 978-1546636649

50 anspruchsvolle Bilder: Ein Ausmalbuch für Senioren (Fortgeschrittene)
ISBN-13: 978-1530324781

Besuchen Sie die Autorin Casilda Berlin, und holen Sie sich
1 kostenloses ebook zum Ausmalen:

www.casilda-berlin.de

Alle Rechte vorbehalten.
Kein Teil des Werkes darf ohne vorherige schriftliche Genehmigung des Verlages reproduziert oder elektronisch gespeichert werden.

ISBN: 978-1986117074

Wie heißt das gesuchte Wort zum Thema Kleidung?

Viele Senioren lösen gerne Rätsel, auch dann, wenn die grauen Zellen etwas nachgelassen haben. In der Seniorenbeschäftigung gehören Rätsel inzwischen zu den Klassikern.

Dieses Rätselbuch eignet sich für Einzel- und Gruppenmaßnahmen und wird mit einem Begleiter durchgeführt. So kann es auch für einen unterhaltsamen Nachmittag unter Freunden oder in der Familie, wo es um Seniorenbeschäftigung geht, zum Einsatz kommen.

Alle zu erratenden Kleidungsstücke sind Senioren bekannt wie zum Beispiel Bluse, Hosenträger, Regenmantel, Strumpfhose, Unterhemd, Mütze und Pullunder.

Teilnehmer, die den gesuchten Begriff erraten, erleben freudige Erfolgserlebnisse. Diese können verstärkt werden, indem für jede richtige Lösung eine Kleinigkeit wie z. B. ein Schokoriegel oder ein Bonbon überreicht wird.

Das Buch wurde im Praxisalltag in der Seniorenbetreuung entwickelt, um die geistigen Fähigkeiten und die Kommunikation anzuregen. Die grauen Zellen werden dadurch spielerisch trainiert und auf Vordermann gebracht.

Die Rätsel-Anforderungen passen für die Pflegegrade 1 bis 3, in Einzelfällen auch für Pflegegrad 4.

So gelingt die Rätselrunde:

Alle Teilnehmer beteiligen sich daran, herauszufinden, welches Wort gemeint ist.

Eine Person (z. B. Familienangehöriger, Partner, Gruppenleiter oder Begleiter) erklärt die Vorgehensweise:

Mehrere kurze Sätze geben Hinweise auf das gesuchte Wort.

Jeder Satz wird langsam und für alle Teilnehmer gut verständlich vorgelesen. Nach jedem Satz wird eine kleine Pause eingelegt und gefragt, ob es Vorschläge zu dem gesuchten Begriff gibt.

Der erste Satz wird dann wiederholt, anschließend der zweite ergänzt.

Dann werden beide Sätze wiederholt und der dritte Satz ergänzt. Der Begleiter fragt erneut nach Ideen.

Nach und nach wird Satz für Satz vorgelesen, bis das gesuchte Wort gefunden ist.

Wenn die Teilnehmer keine Lösung finden, nennt der Begleiter am Ende den gesuchten Begriff.

Wird das Wort vorzeitig erraten, werden die noch übrigen Sätze vorgelesen.

Anschließend geht es weiter mit der nächsten Seite.

1. Gesucht wird ein weiches Kleidungsstück.
2. Es kann aus allen möglichen Farben und Materialien hergestellt werden wie z. B. aus Wolle, Stoff, Leder oder Pelz.
3. Die Form ist sehr unterschiedlich und kann zum Beispiel sehr flach oder spitz zulaufend sein.
4. Das Tragen dieses Kleidungsstückes hat unterschiedliche Gründe, nämlich modische, schützende, berufliche oder religiöse.
5. Man kann es schnell und einfach selber stricken oder häkeln.
6. Die Frisur übersteht dieses Kleidungsstück nicht ohne Spuren.
7. Modelle mit Bommel werden als „Pudel….." bezeichnet.

Antwort: Mütze

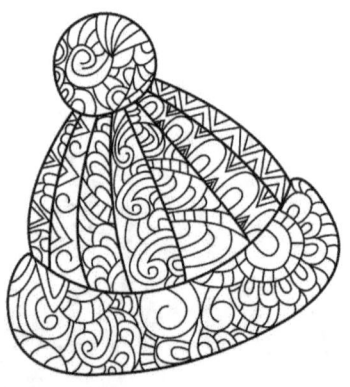

1. Gesucht wird ein modisches Accessoire, das auch sehr nützlich ist.
2. Bei einer hochwertigen Ausführung besteht es aus bis zu 11 einzelnen Teilen.
3. Die Grifffestigkeit und Wärmeleistung sind bei diesem Kleidungsstück besonders wichtig.
4. Je nach Form kann es sehr unpraktisch sein.
5. An besonders kalten Tagen empfiehlt sich Wolle anstatt Leder. Auch eine beheizbare Variante ist im Winter sehr beliebt.
6. Fingerabdrücke sind beim Tragen dieses Kleidungsstückes unmöglich.
7. Manch einer stellt sich die Frage, warum es „Schuh" heißt und nicht „Strumpf".
8. Es schützt die Hände vor Kälte.

Antwort: Handschuh

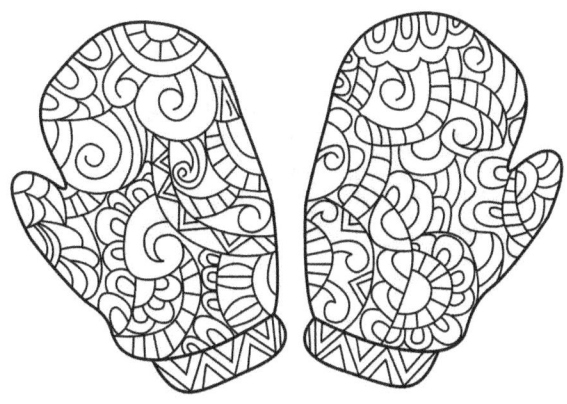

1. Gesucht wird ein Kleidungsstück, nach dem eine Yoga-Pose benannt wird.
2. Früher waren die Enden oft mit einem Metallstück versehen.
3. Kindern beizubringen, mit diesem Kleidungsstück zurechtzukommen, kann für die Eltern anstrengend sein.
4. Dieses Kleidungsstück ist nicht ungefährlich, schon manch einer ist darüber gestolpert.
5. Ein Doppelknoten verhindert, dass es sich öffnet.
6. Bei Schuhen mit Klettverschlüssen und bei Slippern wird es nicht benötigt.

Antwort: Schnürsenkel

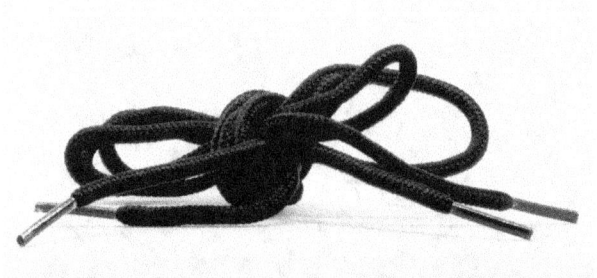

1. Dieses Kleidungsstück gibt es schon seit 200 Jahren.
2. Manch einer empfindet es als ein lästiges Übel.
3. Manchmal ist man sich nicht sicher, ob dieses Kleidungsstück angebracht ist.
4. In lockerer Runde lässt man es in der Sakkotasche verschwinden.
5. Es reicht ungefähr bis zum Hosenbund.
6. Dieses Kleidungsstück ist reine Männersache und somit hauptsächlich im Kleiderschrank der Herren zu finden.
7. Um es tragen zu können, sollte man sich mit Knoten auskennen.

Antwort: Krawatte

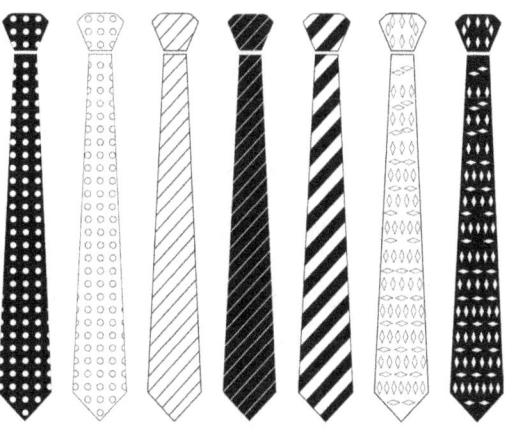

1. Gesucht wird ein Kleidungsstück, das seinen Ursprung in Südamerika hat.
2. Ursprünglich ist es ein Kleidungsstück für beide Geschlechter, es wird aber heute hauptsächlich von Frauen getragen.
3. Es ist ein Kaschierwunder und lässt unerwünschte Speckpolster unsichtbar werden.
4. Es ist eine beliebte Mantelform für Frühjahr und Herbst.
5. Obwohl es keine Armschlitze hat, ist es ein Kleidungsstück für den Oberkörper.
6. In der Mitte hat es eine große Öffnung und kann damit über den Kopf gezogen werden. Hierdurch unterscheidet es sich von einem Cape.

Antwort: Poncho

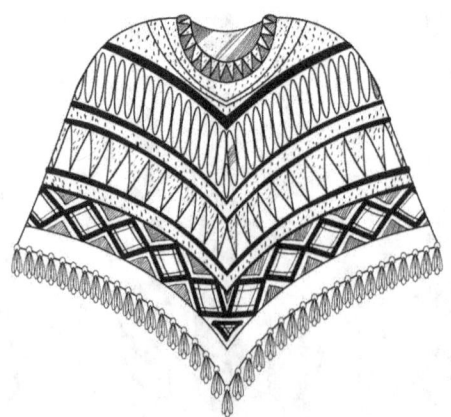

1. Gesucht wird ein Kleidungsstück, bei dem die Schleife ein verstecktes Zeichen ist.
2. Zu diesem Kleidungsstück gehören eine Schürze und eine weiße Bluse.
3. Es besteht auf einem in Falten gelegten Rock, der meistens knapp knöchellang ist.
4. Viele Frauen tragen es auf dem Münchener Oktoberfest.
5. Wenn die Schleife links an der Schürze sitzt, ist die Trägerin noch nicht vergeben. Sitzt die Schleife hinten, ist sie verwitwet.
6. Es wird auch als Trachtenkleid bezeichnet.

Antwort: Dirndl

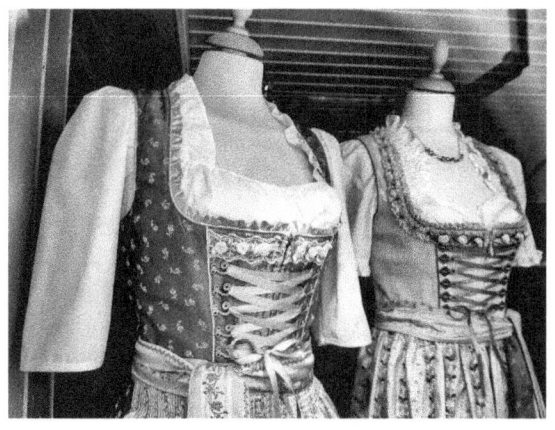

1. Gesucht wird ein praktisches Kleidungsstück, dem ein langweiliges Image anhängt.
2. Es soll bequem sein und vor Kälte schützen.
3. Zum Autofahren sollte man es nicht tragen.
4. Man trägt es auch nicht beim Wandern, im Büro oder zum Einkaufen. Und wenn doch, wird man etwas schräg angeschaut.
5. Wenn jemand unter der Fuchtel seiner Frau steht, verwendet man auch diesen Begriff.
6. An der Ferse ist es in der Regel offen.
7. In der Schweiz wird es auch Finken genannt, in Deutschland auch Hausschuh.

Antwort: Pantoffel

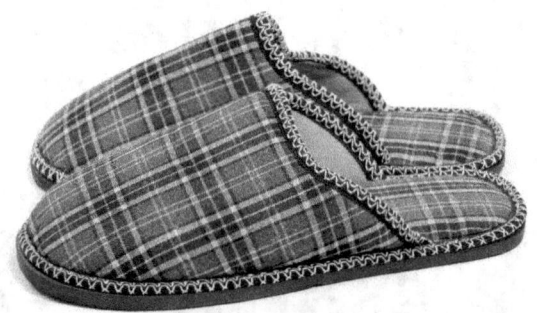

1. Heute unvorstellbar, aber im 14. und 15. Jahrhundert war dieses Kleidungsstück bei Männern in besseren Kreisen beliebt.
2. Dieses Kleidungsstück hat schon manch ein Bankräuber verwendet.
3. Je nach Material und Modell kann es blickdicht sein.
4. Heute wird es hauptsächlich von Frauen und Mädchen in Kombination zu Röcken und Kleidern getragen.
5. Früher wurde es Beinling genannt und mit einem Gürtel befestigt.
6. Es ist hauteng und bekleidet den Körper von der Taille abwärts.

Antwort: Strumpfhose

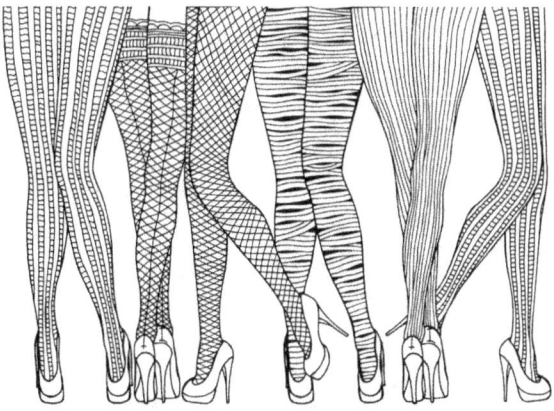

1. Fast jeder trägt es, egal ob Jung oder Alt, ob Mann oder Frau.
2. Es wird aus verschiedenen Materialien gefertigt, am beliebtesten ist Baumwolle.
3. In der Regel ist es weiß, nur ausnahmsweise wird es in anderen Farben getragen.
4. Es hat schmale Träger und einen weiten Ausschnitt.
5. Die Ärmel sind sehr kurz oder gar nicht vorhanden.
6. Es wird direkt auf dem Oberkörper, aber unter einem anderen Kleidungsstück, getragen.

Antwort: Unterhemd

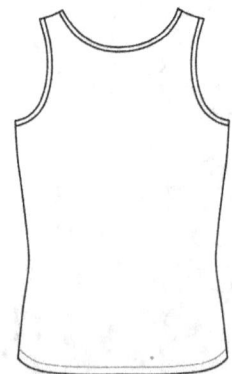

1. Dieses Kleidungsstück gab es schon in der Bronzezeit und bestand damals aus Metallgliedern oder Kettenschnüren.
2. Ein exotisches Tier mit einem Panzer aus Horn- und Knochenplatten trägt einen ähnlichen Namen.
3. Um die richtige Größe zu finden, wird die Bundmaßmethode angewandt.
4. Hosenträger können dieses Kleidungsstück ersetzen.
5. Man schnallt dieses Kleidungsstück enger, wenn man seine Ausgaben reduzieren möchte oder Gewicht verloren hat.
6. Es wird in den Schlaufen am Hosenbund oder Rock getragen.

Antwort: Gürtel

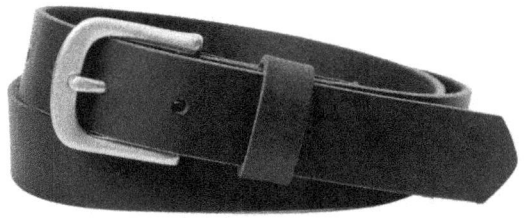

1. Beliebte Stoffe bei diesem Kleidungsstück sind Frottee, Nicki, Flanell und Seide.
2. Es ist kuschelig und äußerst bequem.
3. Es ist ein locker getragenes zweiteiliges Kleidungsstück.
4. Die Hose ist weit geschnitten und beinlang und wird mit einem Gummiband gehalten.
5. Obwohl es ein Anzug ist, wird es nicht im Büro getragen, sondern zuhause und dort hauptsächlich nachts.
6. Eine andere Bezeichnung ist Pyjama.

Antwort: Schlafanzug

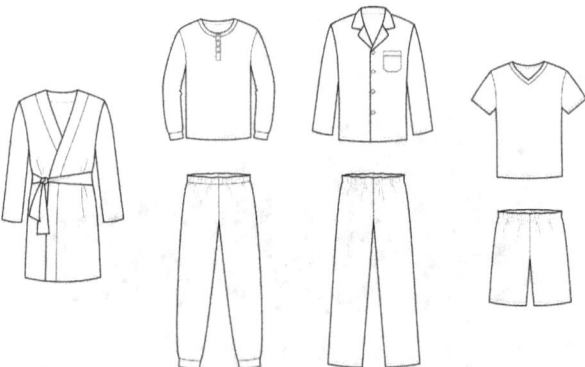

1. Dieses gesuchte Kleidungsstück gibt es in unendlich vielen Farben, Formen und Materialien.
2. Bevorzugte Materialien sind Edelstahl, Silber und Gold, möglich sind aber auch Leder, Perlmutt und Stoff.
3. Obwohl dieses Kleidungsstück sehr klein ist, sollte es zum Rest der Kleidung passen.
4. Man kann es nur im Doppelpack kaufen.
5. Es ist ein Vorgänger von Knöpfen und Reißverschlüssen.
6. Seit jeher gilt dieses Kleidungsstück als ein schickes Accessoire für den modebewussten Herrn.
7. Diese besondere Art von Knopf befindet sich nur an Ärmeln.

Antwort: Manschettenknopf

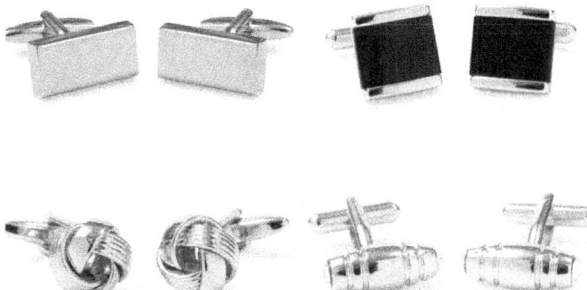

1. Dieses Kleidungsstück gibt es in verschiedenen Größen und Materialien.
2. Ihm zu Ehren gibt es in Amerika am 04. Dezember einen der kuriosesten Feiertage der Welt.
3. Abends wird daraus oft eine kleine feuchte Kugel gemacht.
4. Man kann dieses Kleidungsstück selbst stricken.
5. Nach dem Waschen geht oft die Suche nach dem zweiten Teil los.
6. Es reicht meistens bis kurz über die Knöchel.
7. Barfußläufer brauchen dieses Kleidungsstück nicht.
8. Jugendliche bezeichnen jemanden als „Coole S…", wenn sie von ihm begeistert sind.

Antwort: Socke

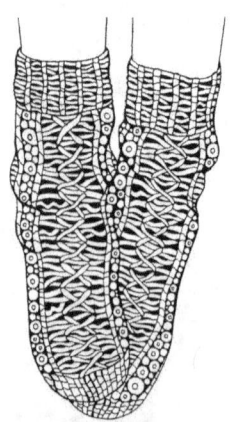

1. Gesucht wird ein Kleidungsstück, das üblicherweise von Frauen getragen wird.
2. Material und Schnitt entscheiden darüber, welcher Unterform es angehört.
3. Es kann ärmellos oder kurz- oder langärmelig sein.
4. Es besteht aus einem Teil und bedeckt den Oberkörper und die Beine.
5. Wenn es sehr aufwendig gefertigt ist, wird es auch als Robe bezeichnet.
6. Der untere Teil ist wie ein Rock geschnitten.
7. Besondere Formen sind ein Dirndl und das kleine Schwarze.

Antwort: Kleid

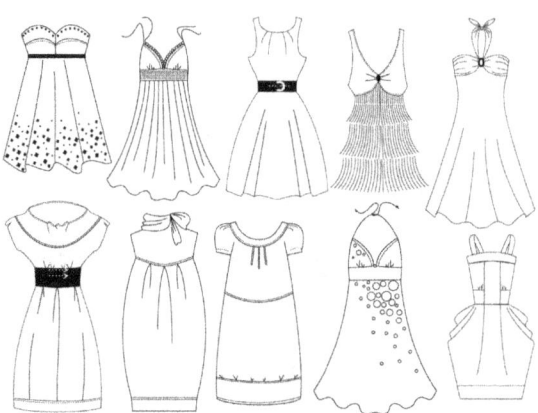

1. Gesucht wird ein Kleidungsstück, das es erst seit den 1950-er Jahren gibt.
2. Es kann tagsüber und nachts getragen werden.
3. Oft geht es um die Frage, ob mit oder ohne Fuß.
4. Es hat den großen Vorteil, dass Hemd und Hose nicht verrutschen können.
5. Gesucht wird eine besondere Form eines einteiligen Anzugs.
6. Das Material ist weich und kuschelig und besteht häufig aus Nicki.
7. Die Zeit für das Tragen dieses Kleidungstückes beschränkt sich in der Regel auf das erste Lebensjahr.
8. Es eignet sich gut zum Strampeln.

Antwort: Strampler

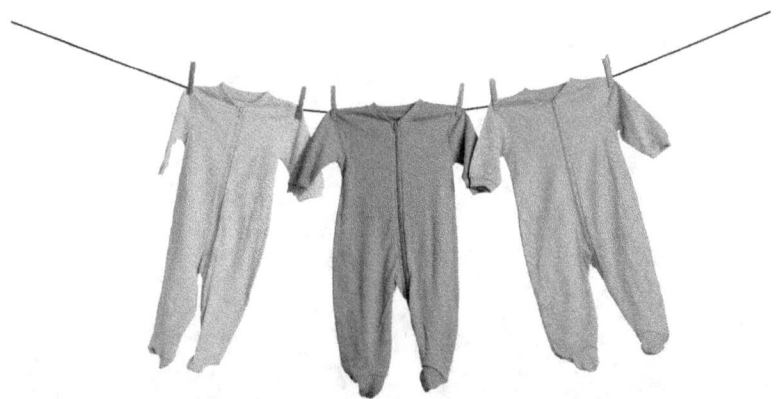

1. Dieses Kleidungsstück ist vielseitig einsetzbar.
2. Das Tragen erfolgt aus hygienischen oder sicherheitsrelevanten Gründen.
3. Es besteht aus strapazierfähigem Kunststoff und ist wasserunempfindlich.
4. Viele Modelle sind mit einem breiten Riemen ausgestattet.
5. Hauptsächlich trägt man es bei Schwimmbad- und Saunabesuchen und in flachen Gewässern.
6. Gerne wird es im Sommer auch als Sandalenersatz getragen.
7. Es wird überall dort getragen, wo es zu feucht für andere Schuhe ist.

Antwort: Badeschlappen

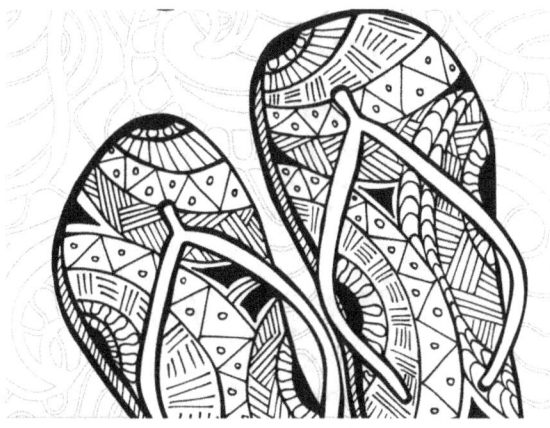

1. Dieses gesuchte Kleidungsstück ist ärmellos.
2. Es ist figurbetont geschnitten und reicht bis zur Hüfte.
3. Traditionell ist es ein fester Bestandteil der Bekleidung im Golfsport.
4. Es wird über einem Hemd, aber unter einer Jacke getragen.
5. Früher wurde es auch als Westover bezeichnet.
6. Typisch ist ein V-Ausschnitt, gelegentlich findet man auch einen runden Halsausschnitt.
7. In der Farbe Gelb war diese besondere Pulloverform das Markenzeichen von Hans-Dietrich Genscher.

Antwort: Pullunder

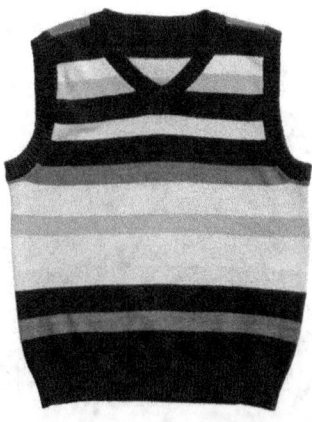

1. Dieses Kleidungsstück besteht aus Zähnen, Krampen und Schiebern.
2. Meistens lässt es sich nur an einem Ende öffnen und schließen.
3. Schwergängigkeit kann man durch das Einreiben mit Wachs und Seife beseitigen.
4. Zahnlose Varianten findet man weniger an Kleidungsstücken, sondern beispielsweise an Gefrierbeuteln.
5. Vor dieser Erfindung nutzte man stattdessen Knöpfe, Schnüre, Bänder sowie Haken und Ösen.
6. Es gehört zu den beliebtesten Verschlussteilen bei Jacken und Hosen.

Antwort: Reißverschluss

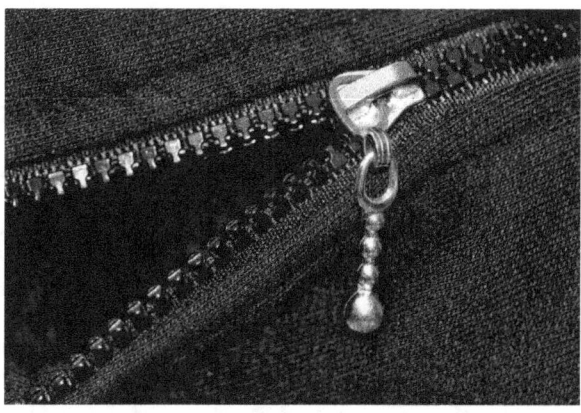

1. Gesucht wird ein Kleidungsstück, das häufig aus reiner Schurwolle gefertigt wird.
2. Für wärmere Jahreszeiten werden Materialien wie Baumwolle und Leinen bevorzugt.
3. Dieses Kleidungsstück kann vieles – es kann elegant, schick, sportlich und dynamisch aussehen.
4. Wer es sich leisten kann, lässt es maßanfertigen.
5. Bei diesem Kleidungsstück ist ein perfekter Sitz besonders wichtig.
6. Manche Männer benötigen es nur alle zehn Jahre neu.
7. Es besteht aus Jackett und Hose.

Antwort: Anzug

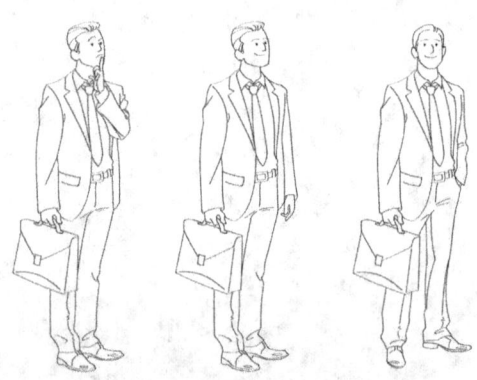

1. Gesucht wird ein Kleidungsstück, das elastisch ist und sich verstellen lässt.
2. Es war lange Zeit gänzlich aus der Mode und nur noch in Opas Kleiderschrank zu finden.
3. Heute wird es nicht nur aus praktischen Gründen verwendet, sondern auch als modisches Accessoire.
4. Man findet es hauptsächlich im Kleiderschrank von Männern und Kindern.
5. Durch Pullover und Jacken wird es meistens versteckt.
6. Normalerweise wird es über die Schultern gezogen, doch manch einer lässt es einfach herunterhängen.
7. Es ist ein guter Ersatz für einen Gürtel.

Antwort: Hosenträger

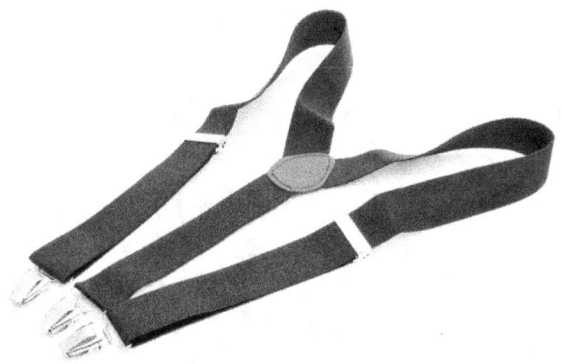

1. Gesucht wird ein Kleidungsstück, das aus einem häufig gefalteten Stück Stoff besteht.
2. Man kann es mit einem Knoten oder lose hängend verwenden.
3. Zwar gibt es auch Varianten für Männer, doch hauptsächlich tragen es Frauen und Kinder.
4. Es wird aus praktischen, beruflichen, kulturellen oder religiösen Gründen getragen.
5. In Küchen und Krankenhäusern trägt man es aus hygienischen Gründen.
6. In vielen Kulturen gehört es zur traditionellen Trachtengarderobe.
7. In der Nachkriegszeit war es sehr weit verbreitet, um die Haare zu schützen.
8. Muslimische Frauen erkennt man meistens an diesem Kleidungsstück.

Antwort: Kopftuch

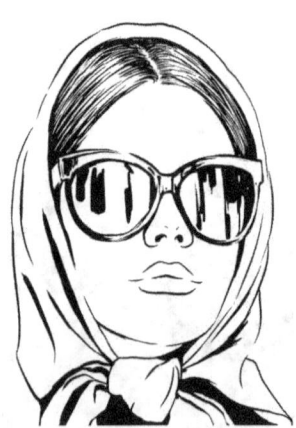

1. Gesucht wird ein Kleidungsstück, das aus vielen verschiedenen Materialien, Farben und Formen gefertigt werden kann.
2. Ein hochwertiges Modell wird aus bis zu 30 Einzelteilen hergestellt.
3. Es besteht aus einer festen Unterlage aus Gummi, Kunststoff oder Leder.
4. Das Fundament und damit die Vorlage bildet der Leisten, der früher immer aus Holz bestand.
5. Frauen können angeblich nie genug von diesem Kleidungsstück bekommen.
6. Man kann es nur im Doppelpack kaufen.
7. Wer barfuß läuft, braucht es nicht.

Antwort: Schuh

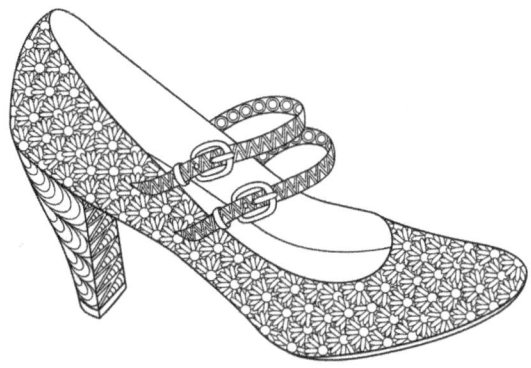

1. Gesucht wird ein Kleidungsstück, das ursprünglich als Arbeitskleidung diente.
2. Anfangs wurde es aus strapazierfähigem Jeansstoff gefertigt.
3. Hemd und T-Shirt können nicht herausrutschen.
4. Für manch einen bedeutet dieses Kleidungsstück schöne Erinnerungen an die Kindheit.
5. Die längenverstellbaren Träger werden über den Schultern getragen.
6. Es verfügt über mehrere praktische Taschen, in denen zum Beispiel Werkzeug verstaut werden kann.
7. Bei dieser besonderen Hosenform wird auch der Brustbereich abgedeckt.

Antwort: Latzhose

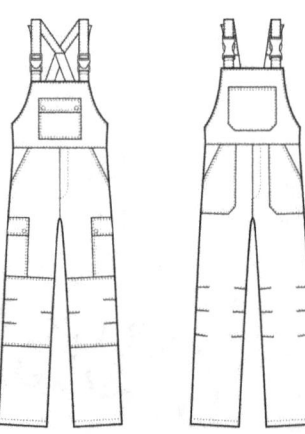

1. Gesucht wird ein Kleidungsstück, das sehr robust ist und gegen mechanische Einwirkungen schützt.
2. Das Material besteht aus Kunststoff oder Metall.
3. Es kann vielseitig eingesetzt werden, sei es auf einer Baustelle, in einer Tropfsteinhöhle oder bei der Feuerwehr.
4. Je nach Modell ist ein bewegliches Visier vorhanden, um eine klare Sicht zu bekommen.
5. Dort, wo dieses Kleidungsstück zum Einsatz kommt, besteht häufig eine Pflicht zum Tragen.
6. Im Alltag sieht man dieses Kleidungsstück am häufigsten bei Motorrad- und Fahrradfahrern.
7. Eine Bank sollte man nicht mit Modellen betreten, die das Gesicht verdecken.

Antwort: Helm

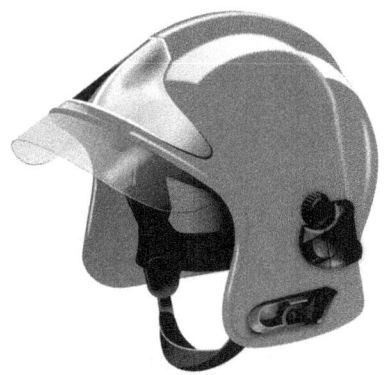

1. Dieses Kleidungsstück wurde früher gleichermaßen von Mann und Frau getragen, heute ist es bei Männern kaum noch anzutreffen.
2. Erstmals soll es ungefähr im Jahr 1500 in Italien erwähnt worden sein.
3. Es ist in verschiedenen Materialien erhältlich wie Baumwolle, Leinen oder Seide.
4. Es ist weit geschnitten, bequem und meistens knielang.
5. Je nach Jahreszeit hat es lange oder kurze Ärmel.
6. Schicke Modelle sind mit einer Bordüre oder Spitze eingefasst, doch auch diese werden selten außer Haus getragen.
7. Es wird auch als Negligé bezeichnet.

Antwort: Nachthemd

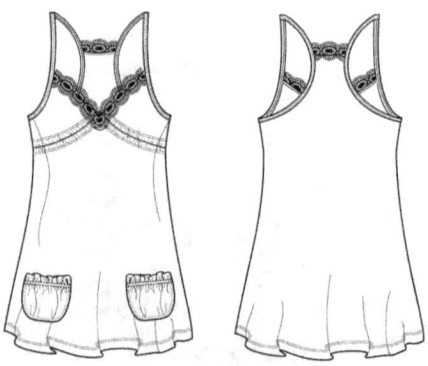

1. Gesucht wird ein Kleidungsstück, das in England kreiert wurde.
2. Im Laufe der Zeit wurde es in Form und Schnitt der jeweiligen Mode angepasst.
3. Es wird mit Blusen und Tüchern kombiniert.
4. Legendär ist der Entwurf von Coco Chanel mit einer taillenkurzen Jacke mit Goldknöpfen.
5. Aufgrund seiner Eleganz wird es im Büroalltag und im Geschäftsleben getragen.
6. Es ist eine kombinierte Damenbekleidung und besteht aus Blazer und einem dazu passenden Rock aus gleichem Stoff.
7. Eine besondere Form dieser Kleidung wird an Karneval getragen.

Antwort: Kostüm

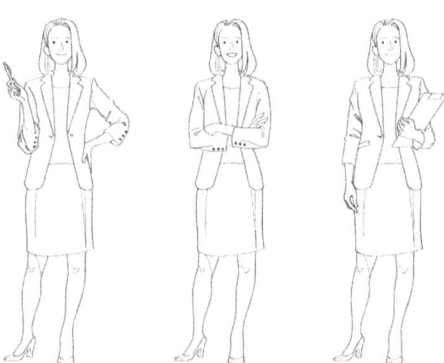

1. Das gesuchte Kleidungsstück wurde ursprünglich in Alaska und Sibirien getragen.
2. Es ist meistens knielang und gefüttert.
3. Im Becken- und Brustbereich befinden sich häufig geräumige Taschen.
4. Im Militär wird es als Winterkleidung genutzt.
5. In den 1970-er Jahren war es bei Jugendlichen sehr beliebt in der Farbe olivgrün.
6. Typisch sind das herausnehmbare wärmende Innenfutter und eine Kapuze.
7. Eine andere Bezeichnung ist Anorak.

Antwort: Parka

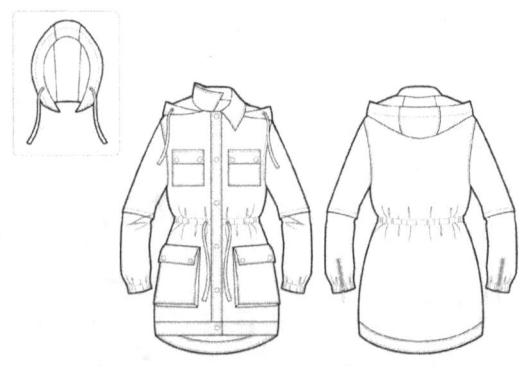

1. Gesucht wird ein Kleidungsstück, das meistens vorgebunden ist.
2. Die Länge des Bandes kann mit einem Häkchen bestimmt werden.
3. Es ist ein Kleidungstück, das hauptsächlich zu festlichen Anlässen wie Hochzeit, Weihnachten und Silvester getragen wird.
4. Bei Frack und Smoking ist dieses Kleidungsstück unverzichtbar.
5. Der Verschluss versteckt sich hinter einem Hemdkragen und ist somit nicht sichtbar.
6. Es hat einen tierischen Namen, aber kann trotzdem nicht fliegen.
7. Es ist eine festliche Alternative zur Krawatte.

Antwort: Fliege

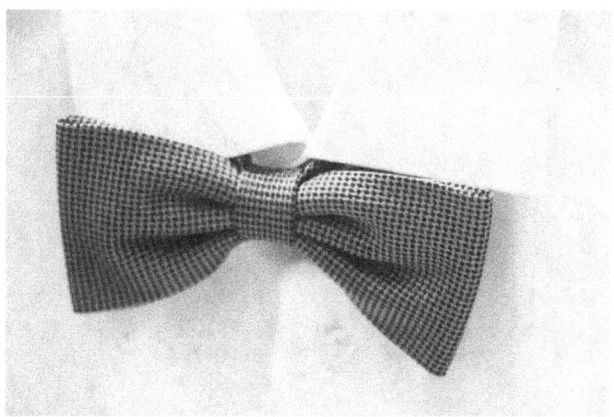

1. Egal ob Jung oder Alt, fast jeder braucht es.
2. Es ist in verschiedenen Größen erhältlich, sogar schon für Kleinkinder.
3. In einigen Ländern wird dieses Kleidungsstück nicht nur getragen, sondern auch als Sportgerät beim Weitwurf verwendet.
4. Das Material ist nicht atmungsaktiv, sodass man schnell ins Schwitzen kommt.
5. Bemängelt wird häufig ein fehlendes Bett für die Füße.
6. Je nach Modell reicht es bis zur Hälfte des Schienbeins oder bis zu den Knien.
7. Zum Spielen in Pfützen und Matsch gibt es nichts Besseres, weil es die Füße vor Nässe schützt.

Antwort: Gummistiefel

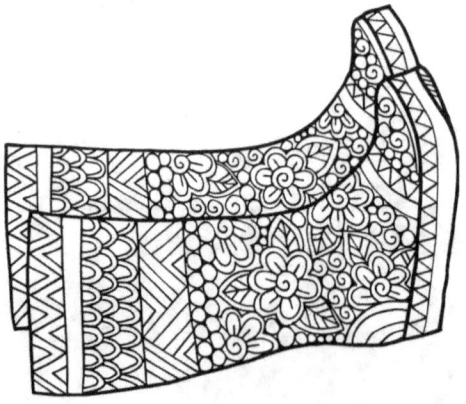

1. Früher diente dieses Kleidungsstück dazu, sich von anderen gesellschaftlichen Schichten abzugrenzen.
2. Damengrößen sind meistens einheitlich, Herrengrößen variieren hingegen sehr stark.
3. Das Material ist sehr unterschiedlich und besteht aus Filz, Leder, Stoff oder Stroh.
4. Beim berühmtesten Pferderennen der Welt in England ist das Tragen dieses Kleidungsstückes Pflicht.
5. Die passende Größe wird vom Kopfumfang bestimmt.
6. Es unterscheidet sich von einer Mütze durch eine umlaufende Krempe.
7. Eine besondere Form dieses Kleidungsstückes ist ein Zylinder.

Antwort: Hut

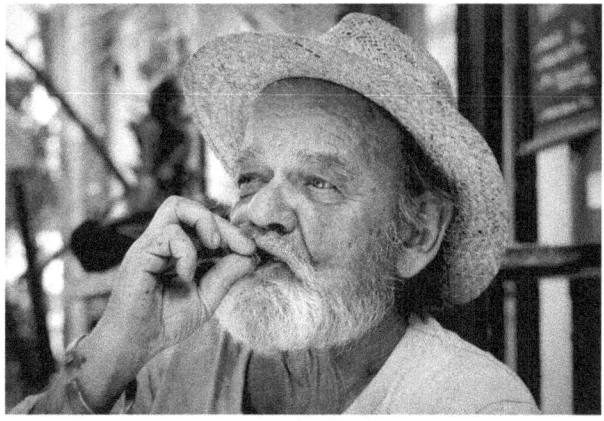

1. Das Material dieses Kleidungsstückes ist meistens weich und kuschelig.
2. In guten Hotels wird es zur Verfügung gestellt und gilt bei Gästen als ein beliebtes Mitnahmeobjekt.
3. Je nach Modell hat es eine Kapuze.
4. Es hat weder Knöpfe noch einen Reißverschluss, sondern wird mit einem Gürtel verschlossen.
5. Obwohl es ein Mantel ist, trägt man es selten außerhalb des Hauses.
6. Bei Kur- und Krankenhausaufenthalten ist es ein häufiger Begleiter.
7. Nach dem Baden oder Duschen ist es dazu gedacht, Restfeuchtigkeit aufzunehmen.

Antwort: Bademantel

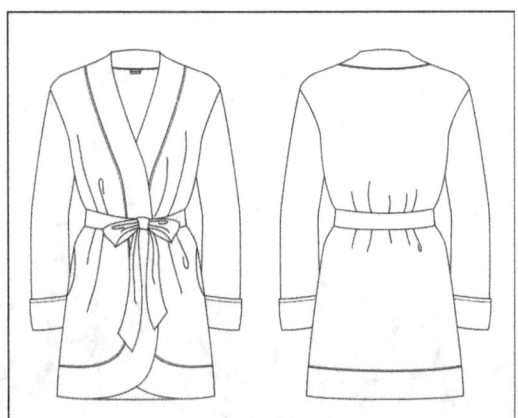

1. Gesucht wird ein Kleidungsstück, das meistens aus praktischen Gründen getragen wird.
2. Das Material sollte möglichst flauschig und kuschelig sein.
3. Ursprünglich wurde Wolle der Kaschmirziege verwendet, weil sie sehr fein und weich ist.
4. Es ist lang, schmal und rechteckig.
5. Es ist das beliebteste Kleidungsstück zum Selberstricken.
6. Je nach Modell wird es über den Kopf gezogen oder um den Hals geschlungen.
7. Im Winter wird es getragen, um sich vor Kälte zu schützen.

Antwort: Schal

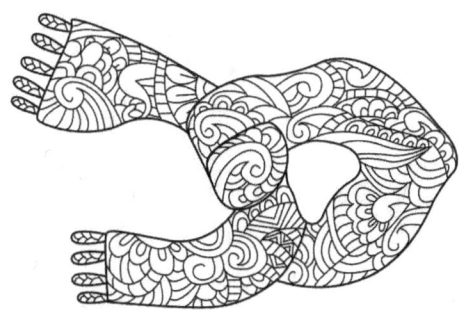

1. Den Kauf dieses Kleidungsstückes plant man weit im Voraus.

2. Im 15. Jahrhundert wurden bunte Farben wie Grün, Rot und Blau bevorzugt, was häufig mit Gold- und Silberfäden kombiniert wurde.

3. Das Material ist hochwertig und besteht häufig aus Tüll, Spitzen und Stickereien.

4. Es wird zu einem besonderen festlichen Ereignis getragen.

5. Heute ist es typischerweise weiß, nur selten findet man es in anderen Farben.

6. In der Regel wird es nur einmal getragen und hängt anschließend jahrzehntelang im Kleiderschrank.

7. Meistens wird es mit einem Schleier, Hut oder Blumenkranz im Haar kombiniert.

Antwort: Brautkleid

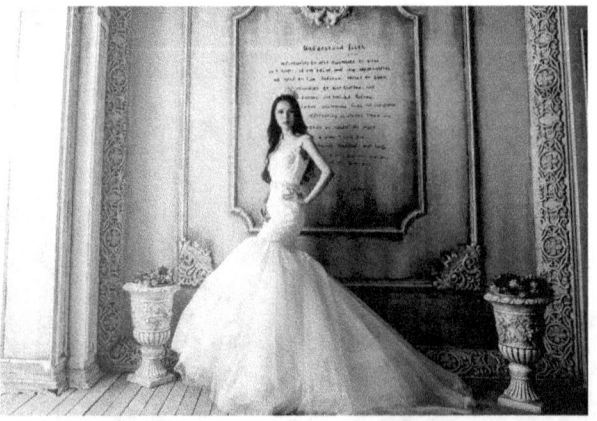

1. Gesucht wird ein leger geschnittenes Kleidungsstück.
2. Bei Aufenthalten im Freien sollte es Schutz vor Nässe, Kälte und Wind bieten.
3. In der Regel besteht es aus zwei Teilen.
4. Obwohl es ein Anzug ist, trägt man dieses Kleidungsstück weder im Büro noch auf Feiern.
5. Die Hose hat meistens einen Gummizug und zusätzlich ein Band zum Zubinden.
6. Die Jacke lässt sich mit einem Reißverschluss verschließen.
7. Hauptsächlich wird es zum Training von verschiedenen Sportarten getragen.

Antwort: Sportanzug

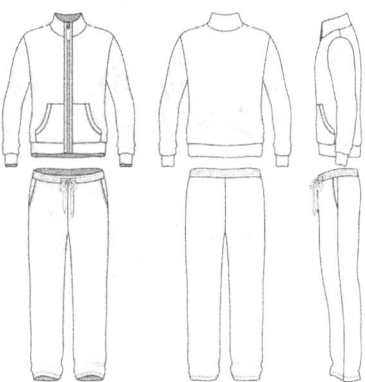

1. Gesucht wird ein Kleidungsstück, das es schon seit der Antike gibt und von Römern und Gladiatoren getragen wurde.
2. Im Büroalltag und Geschäftsleben wird es nicht gerne gesehen.
3. Je nach Form und Material wirkt es heute sehr altmodisch.
4. Dieses Kleidungsstück gibt es nur im Doppelpack.
5. Elegante Modelle passen gut zu luftigen Sommerkleidern.
6. Meistens ist kein Absatz vorhanden.
7. Früher kombinierten Männer dieses Kleidungsstück gerne mit weißen Socken.

Antwort: Sandale

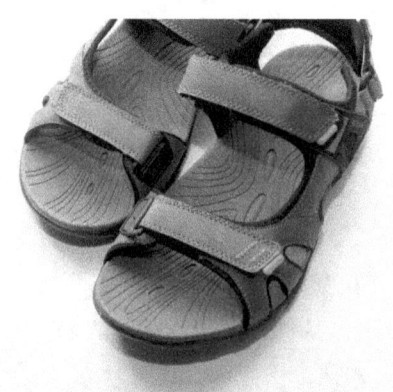

1. Das gesuchte Kleidungsstück besteht aus leichten Stoffen wie Polyester, Baumwolle, Leinen oder Seide.
2. Heute kaum vorstellbar, aber vor 100 Jahren wurde darin Tennis gespielt.
3. In einfacheren Ausführungen wurde es früher auch von Bauern, Arbeitern und Kindern getragen.
4. Man findet es heute in jedem Kleiderschrank einer gut angezogenen Frau.
5. Je nach Modell kann das Bügeln schlechte Laune auslösen.
6. Häufig ist dieses hemdartige Kleidungsstück im Büroalltag anzutreffen.
7. Je nach Modeerscheinung wird es mit Schleifen, Stickereien oder Rüschen dekoriert.

Antwort: Bluse

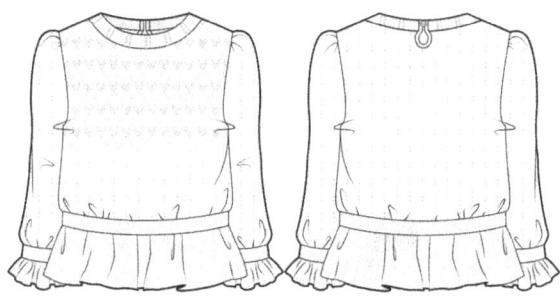

1. Das gesuchte Kleidungsstück ist meistens eng anliegend.
2. Männer haben davon durchschnittlich ca. 25 Stück im Kleiderschrank, Frauen meistens deutlich mehr.
3. In den 1950-er Jahren wurde es in der Regel einmal pro Woche gewechselt, heute täglich.
4. Es gehört zu den wichtigsten Kleidungsstücken, und dennoch sieht man es sehr selten in der Öffentlichkeit.
5. Es wird unter einer Hose, einem Rock oder Kleid getragen.
6. Modelle für Jungen und Männer haben oftmals einen Eingriff.
7. Im Volksmund wird es auch als Schlüpfer bezeichnet.

Antwort: Unterhose

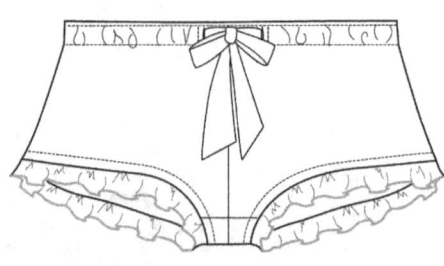

1. Dieses Kleidungsstück ist in allen Altersgruppen gleichermaßen verbreitet.
2. Je nach Material kommt man damit schnell ins Schwitzen.
3. Je dichter, umso besser ist es.
4. Es ist ein zumeist buntes Kleidungsstück für graue Tage.
5. Es besteht aus wasserabweisendem Material und hat häufig eine Kapuze.
6. Eine andere Bezeichnung lautet Friesennerz.
7. Trägt man dieses Kleidungsstück, kann man auf einen Regenschirm verzichten.

Antwort: Regenmantel

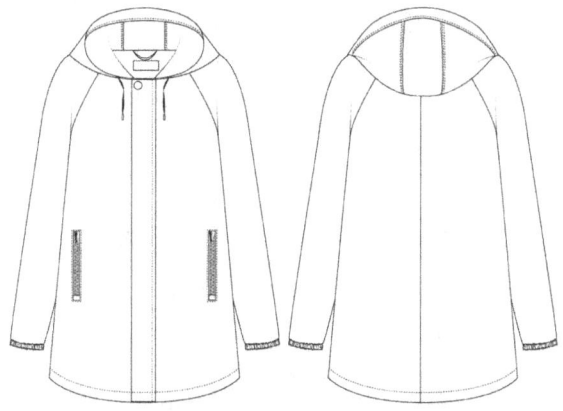

1. Dieses Kleidungsstück kann aus verschiedenen Materialien gefertigt werden wie Baumwolle, Schurwolle, Angorawolle und Mohairwolle.
2. Zur Verbesserung der Formgebung werden häufig Kunstfasern beigemengt.
3. Meistens besteht es aus gestricktem Material.
4. Das gesuchte Kleidungsstück bedeckt den Oberkörper.
5. Je nach Jahreszeit hat es lange oder kurze Ärmel.
6. Es wird über den Kopf gezogen.
7. Die Kurzbezeichnung lautet Pulli.

Antwort: Pullover

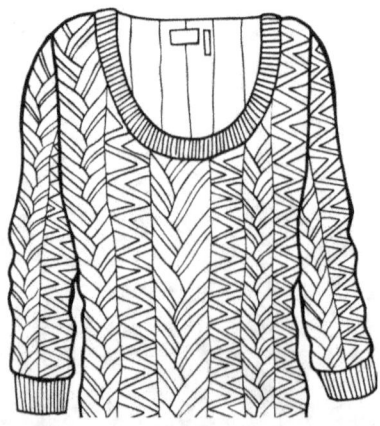

1. Dieses Kleidungsstück tragen hauptsächlich Frauen und Mädchen.
2. Nur in wenigen Kulturen wird es auch von Männern getragen.
3. Besondere Formen sind Bleistift-, Hosen-, Falten- und Minimodelle.
4. Häufig ist es ein fester Bestandteil von Schuluniformen.
5. Es bedeckt den Körper von der Taille an abwärts.
6. Mit dem gesuchten Wort wird auch eine bestimmte Musikrichtung bezeichnet.
7. Im Unterschied zur Hose bietet es mehr Belüftung der Beine.

Antwort: Rock

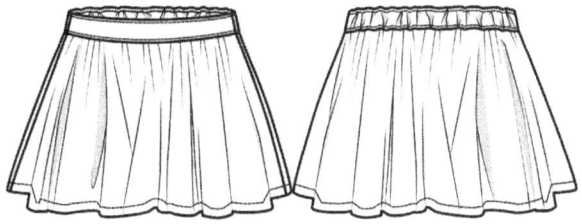

1. Gesucht wird ein mantelartiges Kleidungsstück.
2. Es ist mit praktischen Taschen ausgestattet.
3. Früher wurde es von fast jeder Frau im Alltag getragen.
4. Heute wird es sowohl von Frauen wie auch von Männern getragen, und das meistens in bestimmten Berufen.
5. Je nach Modell ist es vorne oder im Rücken offen und wird von oben bis unten mit Knöpfen geschlossen.
6. Es wird zum Schutz der normalen Kleidung getragen.
7. Ärzte tragen es meistens in Weiß, im Operationssaal in Grün.

Antwort: Kittel

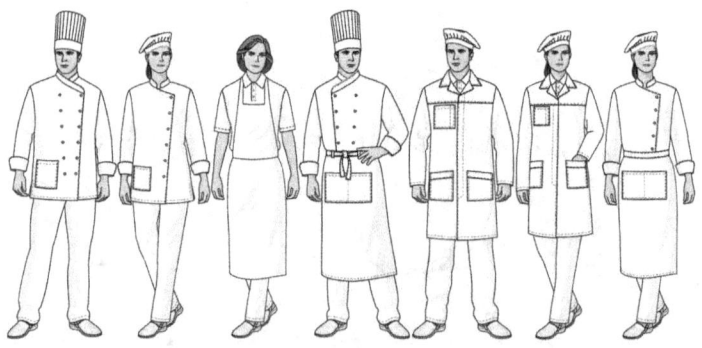

1. Gesucht wird ein Kleidungsstück, das sich aus den Sportarten Tennis und Hockey entwickelt hat.
2. Egal ob Jung oder Alt, es ist inzwischen in jeder Generation anzutreffen.
3. Es wirkt sportlich, wird aber auch gerne im Alltag und Büro getragen.
4. Mit diesem Kleidungsstück kann man sich leise bewegen.
5. Für einen besseren Halt befinden sich am oberen Teil zwei Extralöcher.
6. Je nach Sportart hat es besondere Eigenschaften, die hauptsächlich die Sohle betreffen.
7. Je nach Modell wird es mit Schnürsenkeln oder Klettverschluss verschlossen.

Antwort: Turnschuh

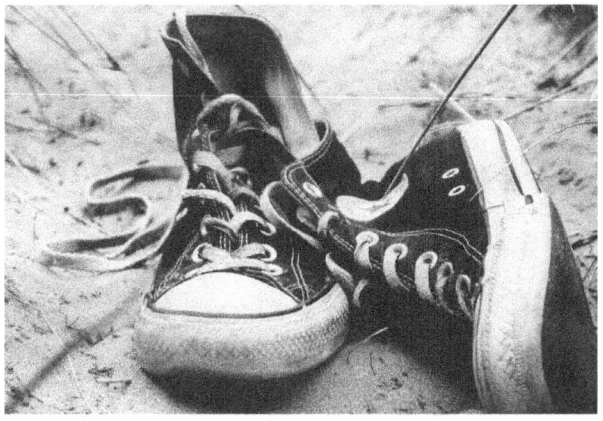

1. Dieses Kleidungsstück kann figurbetont oder locker geschnitten sein.
2. Es ist in verschiedenen Materialien und unendlich vielen Farben erhältlich.
3. Typischerweise hat es kurze Ärmel, die flachkugelig eingesetzt sind.
4. Es hat einen Rundhalsausschnitt oder V-Ausschnitt.
5. Häufig ist es auf der Vorderseite bedruckt.
6. Im Sommer hat es Hochsaison, aber auch beim Sport oder als Ersatz für ein Unterhemd ist es beliebt.

Antwort: T-Shirt

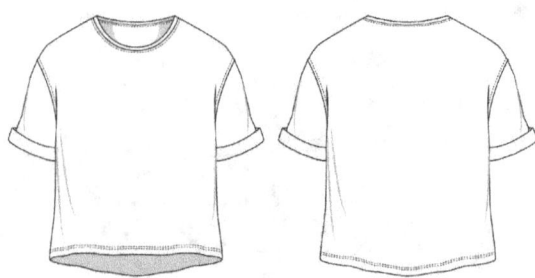

1. Egal ob Jung oder Alt, dieses Kleidungsstück hat fast jeder in seinem Kleiderschrank.
2. Hiermit ist man immer sportlich, aber auch schick gekleidet.
3. Typisch sind die aufgesetzten Taschen auf der Brust und in Taillenhöhe.
4. Je nach Modell ist es einreihig oder zweireihig.
5. Vorne lässt es sich immer zuknöpfen.
6. Es ist ein Oberbekleidungsstück, das nicht direkt auf der Haut getragen wird.
7. Häufig wird es mit Jackett und Sakko verwechselt, denn es sieht sehr ähnlich aus.

Antwort: Blazer

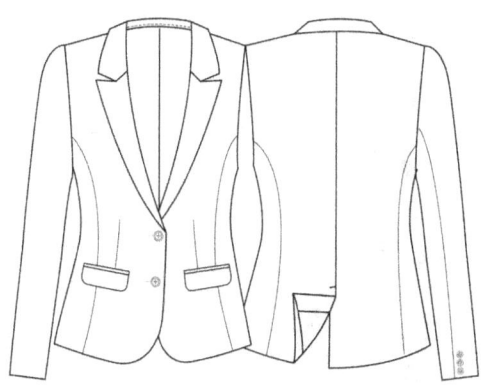

1. Gesucht wird ein robustes Kleidungsstück, das ursprünglich von Bauern bei der Feldarbeit getragen wurde.
2. Es ist in kurzer oder langer Ausführung erhältlich.
3. Je nach Material ist die Oberfläche rau oder glatt.
4. Mit zunehmendem Alter wird es speckig und entwickelt einen Glanz.
5. Es ist Bestandteil einer Motorradkleidung oder Trachtenkleidung.
6. Für das Material kommen Tiere unterschiedlichster Art in Betracht wie Rind, Schwein oder Ziege.
7. Wenn diese besondere Form der Hose im Laufe der Jahre Speckglanz angesetzt hat, wird diese auch als Krachlederne bezeichnet.

Antwort: Lederhose

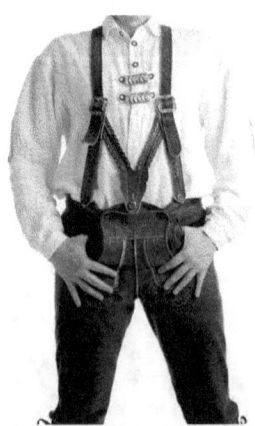

1. Je nach Modell und Material ist dieses Kleidungsstück leger, schick oder einfach nur praktisch.
2. Ursprünglich hat es sich aus dem Wams weiterentwickelt.
3. Es wird über einem anderen Kleidungsstück getragen.
4. Früher war es ein wichtiger Bestandteil eines Anzugs.
5. Meistens reicht es bis zum Hosenbund.
6. Es wird auch als eine ärmellose Jacke beschrieben.
7. Wenn man sich nichts hat zuschulden kommen lassen, dann sagt man: „Man hat eine saubere W.…"

Antwort: Weste

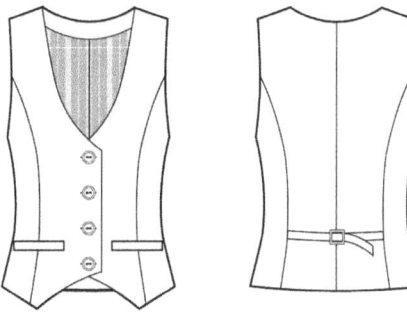

1. Gesucht wird ein Kleidungsstück, das sehr figurbetont ist.
2. Überflüssige Pfunde lassen sich hiermit kaum kaschieren.
3. Das Material lässt sich gut dehnen und enthält meistens Nylon, Lycra oder Spandex.
4. Männer trugen es bis Mitte des 20. Jahrhunderts, heute ist es ein Kleidungsstück für Mädchen und Frauen.
5. Je nach Material ist es durchlässig für UV-Strahlen oder schützt die Haut davor.
6. Obwohl es ein Anzug ist, trägt man das Kleidungsstück nicht im Büro.
7. Es wird hauptsächlich zum Schwimmen und Sonnenbaden getragen.

Antwort: Badeanzug

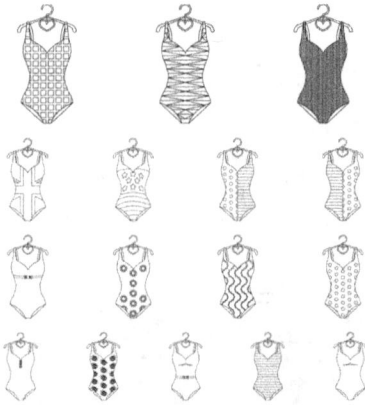

1. Dieses Kleidungsstück ist ein Allroundtalent, denn je nach Material und Muster kann es im Alltag, im Geschäftsleben oder zu einer eleganten Abendmode getragen werden.
2. Obwohl es heute überwiegend von Frauen getragen wird, hat es seinen Ursprung in der männlichen Kleidung.
3. In Armeen und in der Pfadfinderbewegung ist es auch heute noch häufig ein fester Bestandteil der Uniform.
4. Es wird mit Blusen, Pullovern, Kleidern und Jacken kombiniert.
5. Seine Form ist dreieckig, quadratisch oder schalartig.
6. Hauptsächlich wird es als modisches Accessoire um den Hals getragen.

Antwort: Halstuch

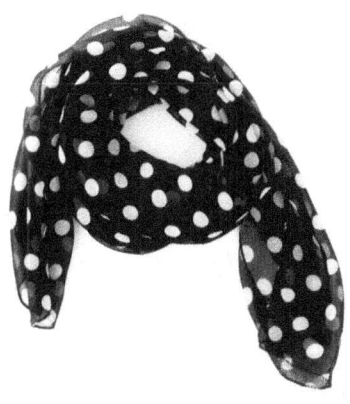

1. Dieses Kleidungsstück findet sich weltweit in jedem Kleiderschrank.
2. Je nach Jahreszeit gibt es dicke oder dünne Ausführungen.
3. Bei schlechtem Wetter sollte es wind- und wasserdicht sein.
4. Es wird nicht direkt auf der Haut getragen.
5. Vom Hals abwärts ist es offen.
6. Es bedeckt nicht nur den Oberkörper, sondern auch die Arme.
7. Besondere Formen dieses Kleidungsstückes sind Blazer, Janker und Blousons.

Antwort: Jacke

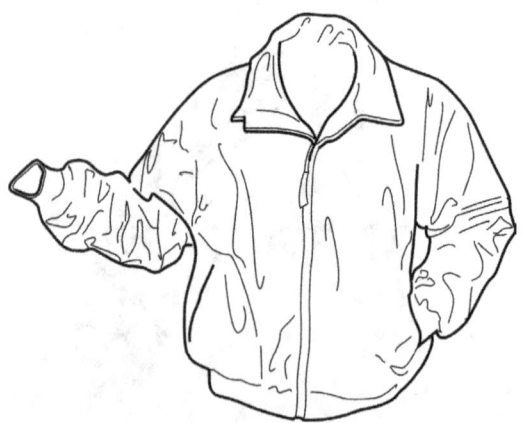

1. Gesucht wird die ursprünglichste Bekleidung des Menschen.
2. Kaum ein anderes Kleidungsstück hält so warm wie dieses.
3. Es ist eines der wertvollsten Kleidungsstücke.
4. Als besonders edel gelten Zobel, Chinchilla und Hermelin.
5. Es wird von einem Kürschner aus Tierfellen gefertigt.
6. Tierschützer kritisieren diese besondere Mantelart.

Antwort: Pelzmantel

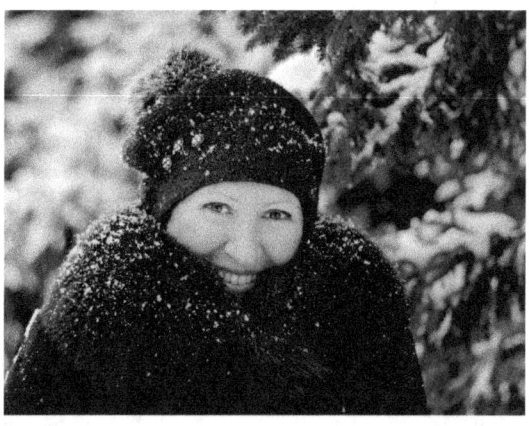

Wichtige Hinweise

Alle Angaben in diesem Buch wurden sorgfältig und nach bestem Wissen erstellt und erfolgen ohne Verpflichtung oder Garantie der Autorin und des Verlages. Sie übernehmen keine Verantwortung und Haftung für das Gelingen, sowie für Personen-, Sach- und Vermögensschäden.

Bildnachweise:

Titelbild - © kedrov/shutterstock.com

Bild 1 Mütze - © Viktoriia Panchenko/shutterstock.com
Bild 2 Handschuhe - © Viktoriia Panchenko/shutterstock.com
Bild 3 Schnürsenkel - © Christopher Hallworth/shutterstock.com
Bild 4 Krawatten - © Fricke Studio/shutterstock.com
Bild 5 Poncho - © filkusto/shutterstock.com
Bild 6 Dirndl - © FooTToo/shutterstock.com
Bild 7 Pantoffeln - © Igor Kovalchuk/shutterstock.com
Bild 8 Strumpfhose – © ImHope/shutterstock.com
Bild 9 Unterhemden - © Anna Rassadnikova/shutterstock.com
Bild 10 Gürtel - © elenovsky/shutterstock.com
Bild 11 Schlafanzug -© Lole/shutterstock.com
Bild 12 Manschettenknöpfe - © demidoff/shutterstock.com
Bild 13 Socken - © ImHope/shutterstock.com
Bild 14 Kleid - © Tancha/shutterstock.com
Bild 15 Strampler - © Hannamariah/shutterstock.com
Bild 16 Badeschlappen - © vasara/shutterstock.com
Bild 17 Pullunder - -© Olga Popova/shutterstock.com
Bild 18 Reißverschluss - © Alexas_Fotos/shutterstock.com
Bild 19 Anzug - © Khalima/shutterstock.com
Bild 20 Hosenträger - © nito/shutterstock.com
Bild 21 Kopftuch - © makeartnotwar/shutterstock.com
Bild 22 Schuh - © Key-Kitty/shutterstock.com
Bild 23 Latzhose - © Lole/shutterstock.com
Bild 24 Helm - © kubastasiak59/pixabay.com
Bild 25 Nachthemd - © Sunny Designs/shutterstock.com
Bild 26 Kostüm - © Khalima/shutterstock.com
Bild 27 Parka - © Lesya Ovcharenko/shutterstock.com
Bild 28 Fliege - © themorningglory/shutterstock.com
Bild 29 Gummistiefel - © lenkis_art/shutterstock.com
Bild 30 Hut - © Ben_Kerckx/pixabay.com
Bild 31 Bademantel - © Alushka/shutterstock.com
Bild 32 Schal - © Viktoriia Panchenko/shutterstock.com
Bild 33 Brautkleid - © maya/pixabay.com
Bild 34 Sportanzug - © aunaauna/shutterstock.com
Bild 35 Sandalen - © taffpixture/shutterstock.com
Bild 36 Bluse - © Rabotni4ek/shutterstock.com
Bild 37 Unterhose - © Sunny Designs/shutterstock.com
Bild 38 Regenmantel - © black-sun/shutterstock.com
Bild 39 Pullover - © lenkis_art/shutterstock.com
Bild 40 Rock - © Rabotni4ek/shutterstock.com
Bild 41 Kittel - © Kasa_s/shutterstock.com
Bild 42 Turnschuhe - © StockSnap/shutterstock.com
Bild 43 T-Shirt - © AlperDemirart/shutterstock.com
Bild 44 Blazer - © NTA88/shutterstock.com
Bild 45 Lederhose - © Roger Jegg - Fotodesign-Jegg.de/shutterstock.com
Bild 46 Weste - © Lesya Ovcharenko/shutterstock.com
Bild 47 Badeanzug - © Panda Vector/shutterstock.com
Bild 48 Halstuch - © TanaCh/shutterstock.com
Bild 49 Jacke - © OpenClipart-Vectors/pixabay.com
Bild 50 Pelzmantel - © klimkin/pixabay.com

1. Auflage 2018
Herausgeber und Copyright©:
SuperSenior® Marketing Ltd.
Quastenhornweg 2a
14089 Berlin

www.ingramcontent.com/pod-product-compliance
Lightning Source LLC
Chambersburg PA
CBHW030053230526
45471CB00003B/1072